Гд 57/562

RECHERCHES

SUR LES

CAUSES PRIMORDIALES

DU

CHOLÉRA ÉPIDÉMIQUE

PAR

L.-G. DELERUE

Ingénieur à Lyon

Août 1867

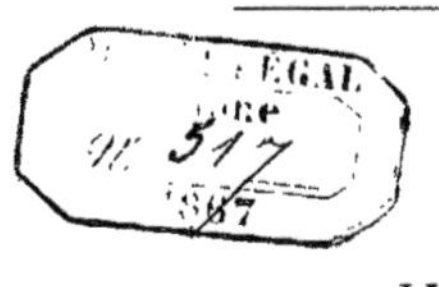

LYON

IMPRIMERIE DE H. STORCK

Rue de l'Impératrice, 78

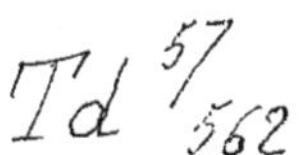

RECHERCHES

SUR LES

CAUSES PRIMORDIALES

DU

CHOLÉRA ÉPIDÉMIQUE

PAR

L.-G. DELERUE

Ingénieur à Lyon

Août 1867

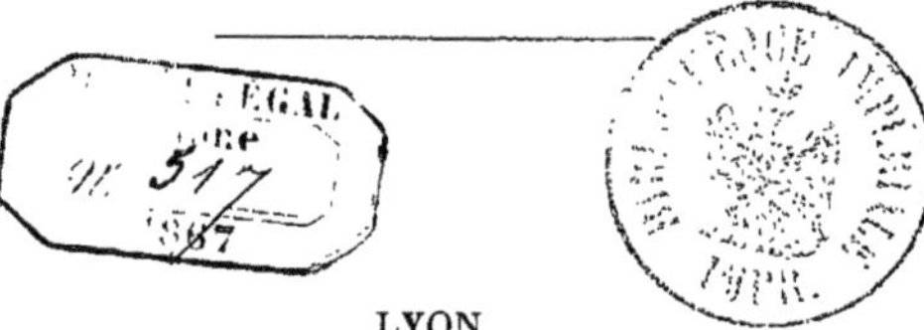

LYON

IMPRIMERIE DE H. STORCK

Rue de l'Impératrice, 78

Malheureusement les nombreux efforts qui ont été tentés partout, pour combattre le fléau cholérique, n'ont point encore eu pour résultat la découverte d'une médication qui satisfasse à toutes les conditions d'une guérison par *attaque directe* et certaine de sa *cause génératrice.*

Il ne faut pas, néanmoins, se lasser de faire des recherches et d'en propager les résultats; il ne faut pas cesser de discuter toutes celles qui se présentent, sous quelque forme qu'elles affectent, et de quelque part qu'elles viennent. Il faut le faire surtout sans système et sans prévention.

L'insuccès séculaire des moyens thérapeutiques qui ont été employés, a fait naître chez un certain nombre de savants, dont quelques-uns sont étrangers à l'art pratique de la médecine, l'idée de faire des recherches. Il en est résulté une production de *conseils* qui n'ont certes pas tous le même mérite. Mais, nous le répétons, lorsqu'on se trouve en face d'une effroyable épidémie, dont la cause est demeurée jusqu'à ce jour mystérieuse pour tous, on ne doit pas rejeter, comme on l'a fait quelquefois, sans discussions ni preuves, des études qui prennent au moins leur source dans un motif louable et sérieux.

Nous ne rappellerons à ce sujet qu'un fait qui parle assez haut dans l'histoire de l'humanité pour faire perdre cette regrettable habitude de repousser, sans examen, toute proposition qui ne porte pas avec elle un éclatant succès.

Nous voulons parler de l'incrédulité presque ironique qui accueillit l'annonce du virus-vaccin comme préservatif d'un fléau non moins redoutable que le choléra.

Lorsque *Rabaut-Pommier*, de Montpellier, et *Jenner*, sont venus dire au monde qu'il suffirait désormais d'introduire entre chair et peau, d'injecter, pour ainsi dire, dans la masse du sang la *dix-millionnième* partie de son poids d'un virus particulier pour détruire à tout jamais l'*épidémie variolique*, on fut alors, comme l'homme le sera toujours sans doute en pareil cas, incrédule et moqueur.

Il faut le reconnaître cependant, et le déplorer, le résultat de cette attitude peu bienveillante est d'étouffer à leur naissance des germes qui pourraient être de bonne foi utilement fécondés pour la science et l'humanité.

Il serait plus convenable, ce nous semble, de discuter sérieusement et sans passion toutes les études rationnelles qui se produisent. Du choc de ces discussions calmes peut jaillir un jour l'étincelle destinée à éclairer les mystérieuses profondeurs qui cachent encore aujourd'hui, aux yeux de l'homme, la médication qui doit délivrer l'humanité du fléau cholérique.

Voici la proposition que nous posons, et que nous nous efforcerons de démontrer dans le courant de cette étude.

LE CHOLÉRA PEUT ÊTRE LE RÉSULTAT D'UNE COMBINAISON, DANS LES ORGANES DE L'HOMME, DES DEUX ÉLÉMENTS QUI, A L'ÉTAT DE SIMPLE MÉLANGE, COMPOSENT L'AIR ATMOSPHÉRIQUE QUE NOUS RESPIRONS.

Rationnellement, le choléra serait alors un empoisonnement par l'*acide azotique,* ou par l'un des composés nitrés qui se forment lorsque l'*oxygène* et l'*azote* se trouvent en présence, dans des circonstances et dans des conditions favorables à leur combinaison.

Les *formations azotées*, on le sait, sont communes dans la nature. Elles ont lieu généralement lorsque l'air est humide et qu'il est traversé par des étincelles électriques. Les pluies d'orage contiennent souvent de l'acide azotique, et dans chaque période pluvieuse les premières chutes d'eau en donnent davantage que celles qui viennent après. Comme les eaux météoriques, les neiges, la grêle, les brouillards, la rosée, la gelée blanche en contiennent également. On voit qu'elles peuvent être parfois rares , et quelquefois abondantes, et que, dans tous les cas, elles peuvent se produire en toutes saisons. On sait encore que les eaux telluriques n'en sont pas exemptes.

Ces formations variant suivant différents lieux, il pourrait être curieux et surtout utile de dresser un tableau de leurs dosages pour certains points qui sont habituellement visités par le fléau épidémique, et de le comparer aux dosages opérés dans des localités généralement reconnues comme étant ordinairement épargnées.

C'est ainsi qu'on peut remarquer, pour nous servir du peu d'observations que nous possédons, que, dans cet ordre d'idées, Paris, qui a été beaucoup et cruellement éprouvé à chaque apparition en Europe du choléra épidémique, reçoit des eaux météoriques très chargées de formations nitrées, puisqu'elles contiennent 136 milligrammes d'acide azotique par hectolitre ; tandis que Lyon, qui paraît avoir été constamment réfractaire au choléra, présente des eaux de pluies qui n'en renferment en moyenne que 10 milligrammes seulement.

Les formations azotées sont donc plus abondantes à Paris qu'à Lyon, et s'il était démontré que les proportions ci-dessus rappelées sont constantes, ou à peu près, pour deux séries de localités quelconques, placées dans les conditions respectives que présentent Paris et Lyon, on pourrait en conclure que le choléra sévit de préférence, et avec plus d'intensité, dans les pays où les eaux météoriques accusent des formations plus considérables d'acide azotique. Ce pourrait être là un indice précieux pour l'étiologie du choléra.

Nous ferons cet autre rapprochement, qui nous paraît encore intéressant au point de vue de la proposition qui nous occupe, c'est que, en thèse générale, les eaux météoriques de l'*été* renferment beaucoup plus d'acide azotique que celles de l'*hiver*. Or, bien que le choléra sévisse en toutes saisons, il est constant, cependant, qu'il a toujours fait plus de ravages dans la saison d'*été* que dans la saison d'*hiver*. Ce fait conduit donc à penser qu'il y a une certaine relation entre les différentes intensités du choléra épidémique et le plus ou moins d'abondance des formations azotées, qui ont lieu dans les contrées qu'il infecte.

Si les éléments de l'air se combinent dans cette foule de circonstances que nous venons d'énumérer, et si nous sommes extérieurement enveloppés par les influences qui produisent ces formations, si nous nageons, pour ainsi dire, au milieu de ces influences, n'est-il pas admissible, à priori, que dans certaines conditions elles ont également lieu dans notre organisme.

Le corps de l'homme manque-t-il d'un seul des éléments qui favorisent ou sont aptes à favoriser ces combinaisons? — Eau, électricité, oxygène, azote; formations d'hydrogène, saturations alcalines, dégagements ammoniacaux, — tout y est — on le voit; et s'il est enfin nécessaire, pour que les conditions de la formation que nous supposons soient complètes, que l'*éponge de platine* joue le rôle qu'on lui connaît, est-ce que les poumons, par leur nature spongieuse, ne peuvent pas remplir cette fonction avec une effrayante fidélité?

Le fait étant constant, il est probable qu'il faut dans l'organisme un dégagement azoté bien peu abondant pour produire des désordres immédiats et mortels.

Le génie cholérique ne semble-t-il pas affecter cette extrême

8

ténuité dans ses moyens d'attaque, et cette effrayante instanta-
néité dans les effets foudroyants qu'il produit?

Nous ne savons quel est le sort qui est réservé, dans
l'avenir, à la proposition que nous émettons. Nous ne savons si
on attendra que sa démonstration *théorique* soit complète et dé-
cisive pour appliquer l'antidote qui en dérive naturellement, et que
nous conseillons dans le courant de cette étude. Quoiqu'il en soit,
il est à désirer que l'expérience du passé soit une bonne fois pour
toutes mise à profit dans l'avenir,

On n'a pas attendu — bien qu'on eut beaucoup hésité — que
l'influence du virus-vaccin fut *théoriquement* prouvé pour appliquer cette médication énergique qui a délivré l'humanité d'un de
ses plus redoutables fléaux. Quels ravages n'eut-on pas eu à déplorer, en effet, si avant d'agir, on eut voulu faire cette démonstration
qui n'est encore, même aujourd'hui, ni complète, ni satisfaisante.

Il n'en est malheureusement pas ainsi, si on en juge par les
expressions d'amers regrets que faisait entendre récemment **M. A.**
Baudrimont devant un congrès médical siégeant à Bordeaux (1).
On sait que cet éminent professeur préconise depuis longtemps,
contre le choléra, un remède simple dont l'expérience a démontré
l'efficacité : il consiste dans l'emploi du bi-carbonate de soude.
« Lorsqu'on traite les malades par son moyen — dit-il — la gué-
« rison est la règle, et la mort l'exception, toutes les fois que la
« maladie n'est pas trop avancée. »

---

(1) Séance du 5 octobre 1865.

Eh bien! malgré ce véritable succès obtenu dans maintes circonstances, en 1832, en 1849, en 1854, dans quelques contrées du nord de la France (1), le silence qui s'est fait autour des guérisons obtenues par M. A. Baudrimont force cet honorable professeur à exprimer au congrès « la douleur qu'il éprouve de voir que ses « notes sont oubliées, que sa médication a été dédaignée, et que « les médecins cherchent encore, lorsque, sans avoir le mieux « possible, ils avaient au moins quelque chose de rationnel, et dont « l'expérience a prouvé l'efficacité. »

Nous partageons — et en cela nous ne sommes pas seuls, nous en avons la certitude — la douleur de M. A. Baudrimont, et nous déplorons avec lui le regrettable oubli dont il se plaint.

Bien que nous ne suivions pas identiquement dans nos recherches la route qu'a parcourue M. Baudrimont, dont les observations et les expériences aussi remarquables qu'utiles ont été malheureusement méconnues, et quelquefois abandonnées, on l'a vu, pour des remèdes incertains; nous ne cesserons de répéter par conviction ces paroles qui s'affirmeront un jour : **Vous dédaignez les médications alcalines, et cependant le choléra est acide.**

Puisque nous ne connaissons encore le choléra que par les effets qu'il produit, nous examinerons la relation qui peut exister entre eux et leur génèse.

---

(1) Dans la commune de Giraumont (Oise), la médication par les *alcalins* (bi-carbonate de soude), n'a pas eu un seul insuccès en 1849 et en 1854.

La meilleure étude serait évidemment d'appliquer, toutes les fois que l'occasion s'en présente, la médication *alcaline*, dont l'emploi lors des épidémies de 1832, de 1849 et de 1854 a sauvé un grand nombre de cholériques. Pourquoi ne l'a-t-on pas continuée puisqu'on a les preuves les plus irréfragables qu'elle apporte avec elle l'expérience et le succès? Mais, nous l'oublions, il faut compter avec le cœur humain, et on vient de voir comment il se comporte.

Cela fait, nous rechercherons quels sont parmi les remèdes que la thérapeutique a employés jusqu'à ce jour ceux qui ont eu le plus constant succès. Nous rapprocherons leur nature et leur mode d'action de la cause génératrice que nous supposons au choléra, et nous discuterons la raison de leur efficacité.

Nous ne nous flattons pas d'avoir découvert du premier coup le génie cholérique. Nous serions heureux d'avoir pu simplement signaler la route qu'il conviendrait peut-être de suivre pour l'atteindre, le combattre et le détruire.

Si on examine attentivement l'état général de la santé publique, au moment où le prélude épidémique commence à se manifester par des signes qui ne trompent plus personne aujourd'hui, il semble qu'il avance au milieu d'un cortège de malaises et d'indispositions de diverses natures. Ces troubles prémonitoires sont-ils indépendants du fléau, et n'ont-ils avec lui aucune espèce de relation? Le contraire est loin d'être démontré.

Nous pensons que ces indispositions sont en quelque sorte un diminutif de la maladie principale, un choléra anodin qui est dû à l'action de la dose plus ou moins considérable et plus ou moins énergique du génie épidémique naissant.

Et que gagnerait-on à repousser orgueilleusement ces signes non équivoques que la nature semble prodiguer à l'homme pour lui indiquer l'approche du fléau?

Ce qu'on appelle *imprudence* en temps ordinaire, est-elle dans la plupart des cas autre chose que le résultat de cette habitude dédaigneuse très regrettable que l'on a pour certains prodrômes dont on rit pour paraître fort, et qui sont très souvent le signe précurseur de maladies graves contre lesquelles on reste ensuite impuissant, parce qu'on n'a pas su reconnaître, pour ne l'avoir pas voulu, le germe qui a donné naissance.au monstre qui plus tard vous dévore.

Lorsque le chêne commence à sortir de terre, il suffit d'un simple effort pour arrêter dans sa marche ce futur géant des forêts.

Si, au contraire, on attend qu'il ait pris racines, que son tronc élevé couvre la terre de ses nombreux rameaux, il faut alors le laborieux travail de plusieurs bûcherons pour l'abattre.

Telle est, en deux mots, l'histoire de la plupart des maladies qui assiègent l'humanité.

A leur naissance ce sont des mythes faciles à détruire; mais si on les laisse trop s'enraciner elles deviennent souvent incurables, et dans tous les cas difficiles et lentes à guérir. On a dit une vérité qu'on a le plus grand tort de dédaigner : c'est qu'il vaut souvent mieux *prévenir* que *guérir ;* et en effet, qui prévient guérit.

Ne l'oublions donc pas, et faisons trève d'orgueil : la nature manifeste par des signes non équivoques l'approche du fléau cholérique. Bien avant que les prodrômes de cette maladie ne se fassent sentir directement à l'homme par des troubles qui attaquent son organisme, on est déjà prévenu par des phénomènes météoriques, par des perturbations des éléments de l'atmosphère : pluies constantes, brouillards lourds, excès de vigueur de certaine végétation (1), surabondance d'électricité dans l'air; formation plus abondante de composés nitreux naturels, etc.

La cause primordiale prend alors une forme quelconque; le *génie cholérique* est naissant; sa dose est faible, mais elle attaque déjà.

Les uns se plaignent de malaises indéfinissables; d'autres accusent des sueurs faciles et anormales. Aux embarras des premières voies succèdent bientôt des diarrhées et des cholérines; ici c'est un accablement dans les membres, là c'est une gêne de la respiration et des douleurs dans les reins.

Les symptômes varient d'intensité suivant les localités et les tempéraments.

Mais pour qui a examiné l'état général de la santé publique en pareil cas, on peut remarquer que ces préludes existent presque partout, aussi bien dans les localités qui sont habituellement visitées par le fléau que dans celles qui passent pour réfractaires; de sorte qu'on pourrait dire que *le choléra est partout lorsqu'il est quelque part.*

La variété des effets et leurs différentes intensités s'expliquent aisément par le *dosage* du génie cholérique; et si, comme nous le pensons, le choléra a ainsi des avant coureurs dont la cause participe de sa cause, on reconnaîtra encore que ce fléau peut avoir des suites qui appartiennent au même ordre de faits.

Ainsi, chacun a pu déjà observer qu'après les attaques plus ou moins furieuses dont l'homme est l'objet, on voit des épidémies s'abattre, sans cause connue, sur les animaux dont elles parcourent presque toute l'échelle; puis ensuite sur les végétaux dont peu échappent à leurs attaques mystérieuses.

---

(1) On a remarqué, en Afrique, que des brouillards lourds et constants et un excès de vigueur de la sauge sont des signes qui annoncent l'approche du choléra épidémique.

C'est ainsi qu'après le choléra, presque toujours après, rarement avant, on a vu des épidémies ravager les espèces bovines, ovines, porcines; puis les animaux inférieurs, les poules, les canards, etc., et enfin les vers à soie. Peut-être que des observations suivies feraient connaître que des êtres organisés, plus infimes, ont aussi leur épidémie.

Viennent ensuite les maladies sur les pommes de terre, le blé, les légumes, les fruits, les raisins, et sur une foule d'autres produits du règne végétal.

Le génic cholérique change-t-il de nature lorsqu'il passe ainsi successivement de l'homme à la bête, puis de l'animal à la plante? Nous ne savons, mais nous ne le pensons pas cependant. Nous ne nous occuperons, en ce moment, que de l'épidémie cholérique de l'homme. Nous reviendrons peut-être un jour sur cette proposition plus générale, qui peut paraître aujourd'hui hasardée et que nous ne faisons qu'énoncer :

Les épidémies qui assiègent périodiquement les règnes organisés de la nature, reconnaissent peut-être leur génie dans une manière d'être anormale des éléments de l'air atmosphérique, par combinaison quelconque de ces éléments.

Toutes ces épidémies pourraient prendre alors uniquement et simplement le nom d'**Acidalgie**.

Ne pourrait-on pas trouver, dès à présent, quelques indices de la vérité de cette proposition dans les études et les observations qui ont été faites depuis quelques années?

Des médications *alcalines* n'ont-elles pas eu quelques succès dans la maladie des vers à soie?

N'a-t-on pas guéri le choléra de l'homme par les *alcalins* ?

Quelques maladies sur les végétaux n'ont-elles pas été combattues efficacement par des fumures *alcalines*?

Voilà donc déjà plusieurs **Acidalgies**. L'avenir seul pourra nous dire si les diverses épidémies qui sont provoquées par les perturbations des éléments de l'air ne sont pas bien réellement des maladies acides.

AprÈs la période prodromique le choléra se manifeste et se caractérise davantage. C'est dans cette stade qu'on voit des contrées, des localités, et même des quartiers, se montrer réfractaires à l'épidémie.

Soit que l'alimentation se trouve *alcalinisée* dans une certaine mesure, et qu'elle neutralise ainsi l'empoisonnement *acide* du choléra, soit que la formation azotée ne se trouve pas suffisamment favorisée par la présence des éléments et par les influences qui lui sont indispensables, toujours est-il que ce fait est constant, et qu'il y a, comme nous l'avons dit, des contrées, des localités, et même des quartiers qui sont entièrement ou partiellement épargnés par l'épidémie.

Nous ne pensons pas qu'il y ait lieu de s'appesantir outre mesure sur ces bizarres exceptions, car, quelque soit la cause du choléra, le fait existe, et continuera sans doute de se produire malgré les découvertes qu'on pourra faire de sa génèse, de ses effets, et des remèdes qui le détruiront.

Si l'antidote trouvé est efficace, il peut être indifférent, jusqu'à un certain point, de savoir pourquoi le fléau respecte quelques individus à côté d'autres qu'il attaque. Pour le moment, il s'agit de s'occuper des malades et non des réfractaires.

Un fait positif, que rien n'est encore venu infirmer jusqu'à ce jour, s'est constamment produit depuis l'apparition du fléau épidémique en France : c'est que parmi les remèdes que la thérapeutique a employés pour combattre le choléra, ceux qui ont eu pour effet d'*alcaliniser* le sang dans une certaine mesure, et d'agir comme *anti-acide*, paraissent avoir eu, entre tous, le succès le plus constant et le plus décisif.

Bien des médications préconisées comme souveraines, ou simplement comme efficaces, ont été tour à tour employées par les uns et repoussées par les autres. C'est ainsi qu'on a essayé, puis abandonné l'inspiration par le gaz oxygène, les bains de vapeur surchauffés, l'application de la glace, les saignées. Il en a été de même des médications par les stimulants diffusibles, par les purgatifs et les vomitifs, que quelques succès isolés ont pu faire admettre un instant.

L'emploi de l'ipécacuanha, de l'acide phénique, du tartre stibié, du sous-nitrate de bismuth, des arsénicaux, des opiacés et d'une foule d'autres médicaments qu'il serait peut-être inutile d'énumérer ici plus complètement, ont tous échoués après avoir donné quelques rares lueurs d'espérance.

Toutes ces médications ont eu quelques cas de succès, il faut le reconnaître, soit au début, soit au milieu, soit au déclin de la maladie, ce qui explique leur emploi ; mais pour que cet emploi pût être continué, il eut fallu au moins que leur action fut constante. Or, il n'en a pas été ainsi, et quelques-uns ont été repoussés formellement comme étant plus nuisibles qu'utiles ; d'autres ont été abandonnés après qu'on eut constaté leur impuissance.

C'est que toutes ces médications manquaient d'une condition spécifiquc indispensable, sans laquelle il n'est pas de valeur réelle en thérapeutique.

Pour en déduire son efficacité, il faut que l'action du rémède soit constatée d'abord, puis répétée, et que dans des circonstances semblables il agisse toujours et constamment de la même manière.

Examinons donc dans cet ordre d'idées, qui nous paraît logique et rationnel, si les médications *alcalines* n'ont pas réuni ces conditions d'un véritable spécifiqne agissant par attaque directe du génie cholérique.

Contrairement à ce qui a été pratiqué à l'égard de la plupart des médications que nous venons de citer, les *remèdes alcalins*, nous le croyons, n'ont jamais été repoussés d'une manière absolue par aucun praticien, comme étant nuisibles ou même simplement inefficaces. Quelques médecins leur ont tout au plus préféré des remèdes qui leur étaient propres, et cela se conçoit, mais n'infirme pas notre observation.

Dès 1832, l'Académic de médecine elle-même, dans une instruction publiée à propos de l'épidémie régnante, conseillait déjà, entre autre médication, l'emploi du carbonate de soude.

L'injection de substances alcalines dans les veines, à la température du sang, par la méthode endermique, a donné, on le sait, d'excellents résultats. On a opéré sur des sujets qui étaient entrés pleinement dans la période algide, et les effets de cette médication ont été véritablement surprenants : la circulation se ranimait, le pouls redevenait plein et fréquent, la respiration s'améliorait, et le malade enfin recouvrait la voix et accusait à son réveil un sentiment de bien-être.

Pourquoi n'a-t-on pas généralisé l'emploi de cette méthode? La commission lyonnaise envoyée à Marseille en 1835 nous dit qu'elle s'en est abstenue à regret, à cause de l'exaltation morale de la population (1).

Bonne en elle-même mais administrée par voie endermique, cette médication devait nécessairement cesser son effet après l'absorption des substances injectées.

Elle agissait pendant un temps *limité* contre un mal dont la la cause était *constante*. Il eut fallu qu'elle fût incessante comme la cause elle-même, et que, de plus, elle attaquât le foyer. Cependant, il n'en reste pas moins acquis à la science ce fait indéniable que les substances *alcalines* ont combattu dans une certaine mesure le choléra épidémique.

Employés en lavements, en frictions et en bains, les alcalins n'ont pas infirmé une seule fois leur efficacité relative.

Sous forme d'eau de Vichy naturelle ou artificielle les alcalins ont été préconisés et employés avec succès par un grand nombre de praticiens qui différaient cependant d'opinion sur la génèse cholérique.

On a admis enfin sans réserves, et comme étant un fait constant, que le bi-carbonate de soude agit avec la plus grande efficacité contre les vomissements et contre les diarrhées opiniâtres. Or, on sait que ces indispositions sont classées par toutes les écoles dans la première stade cholérique.

---

(1) La Commission Lyonnaise a bien fait. Les injections alcalines, par la voie *endermique*, ne pouvaient avoir d'effet véritablement utile et soutenu qu'à la condition qu'elles agiraient sur un sang jouissant encore de sa faculté circulatoire. **Tout essai pratiqué sur des cholériques *cyanosés* devait être marqué au coin d'une fatale impuissance.**

Il est donc bien constaté que les médications *alcalines*, de l'avis unanime de tous ceux qui se sont occupés de l'épidémie cholérique, n'ont jamais démenti les espérances qu'on avait conçues de leur emploi; elles ont même parfois dépassé ces espérances. On les a associés aux méthodes les plus diverses, et aux systèmes les plus opposés et les plus contradictoires.

En un mot, sans avoir été jamais repoussés, les alcalins ont été acceptés partout et par tous.

Seulement on n'a pas tiré de ces médications tout le bienfait dont elles étaient capables. On les a associées à d'autres substances qui ont pu en neutraliser ou en masquer l'effet. On n'en a jamais fait, ou presque jamais, la *base principale* des moyens curatifs.

Toute l'erreur est là.

Les médecins ont été généralement d'accord pour affirmer qu'il faut rendre au sang altéré et appauvri par les influences épidémiques les *sels neutres* qui lui manquent, et qu'il est de première nécessité de redonner à cet agent vital la fluidité dont le génie cholérique l'a dépouillé.

Comment a-t-on combattu cette altération? — Nous l'avons vu ; il n'est peut-être pas un seul médicament connu en thérapeutique dont n'on ait tenté l'emploi comme base principale d'une médication anti-cholérique. Et cependant, chose bizarre, fatale, inouie, la médication véritablement rationnelle, celle par laquelle on aurait dû commeucer avant tout, et qui seule avait le pouvoir de combattre cette *altération du sang*, paraît avoir été négligée par les uns, et méconnue par les autres.

L'altération organique du sang occupe cependant le premier rang dans la chronologie des phases du choléra épidémique. Ce point ne donne plus aujourd'hui matière à discussion. Il est désormais incontestable et incontesté.

Il était donc logique de commencer par rendre au sang le bi-carbonate de soude (1) qu'il a perdu, et auquel il doit son pouvoir vivifiant.

On sait que c'est principalement à la présence de ce sel qu'est due l'*alcalinité* du sang. C'est encore au bi-carbonate de soude que les *globules* doivent la fermeté et l'élasticité normales dont ils ont besoin pour effectuer leur course dans le torrent de la circulation.

Alcalinisons donc, mais alcalinisons sérieusement, spécifiquement, et nous rendrons au sang la vie intrinsèque dont il jouit chez l'homme à l'état de santé; nous le reconstituerons dans les propriétés vitales qui lui sont propres.

Alcalinisons et nous combattrons et guérirons le choléra épidémique.

A̲u résumé :

Nous avons dit que le choléra épidémique reconnaît pour cause la formation de composés azotés dans l'organisme, par les éléments de l'air.

---

(1) On n'est pas parfaitement d'accord sur la question de savoir si le sel de soude existe dans le sang à l'état de carbonate ou de bi-carbonate. Les avis sont partagés.

Que le choléra est dès·lors rationnellement une *maladie acide*.

Nous avons rappelé :

Que l'altération organique du sang occupe le premier rang dans la chronologie des phases du choléra ;

Et que cette altération est due principalement à l'extravasion des principes alcalins.

Que parmi ces principes le bi-carbonate de soude est le sel le plus important, et que c'est à lui principalement que le sang doit son alcalinité, la fermeté et l'élasticité de ses globules, en un mot presque tout son pouvoir vivifiant.

Nous avons fait voir d'autre part que parmi les remèdes qui ont été employés pour combattre le choléra, ceux qui ont eu pour effet d'alcaliniser le sang dans une certaine mesure et d'agir comme anti-acide, paraissent avoir eu le succès le plus constant et le plus décisif.

Nous posons donc :

De ce que le sang cholérisé manque de ses principes alcalins et en second lieu, de ce que les alcalins ont réussi à combattre le choléra lorsqu'ils ont été spécifiquement administrés.

On peut rationnellement tirer cette conséquence pratique que l'épidémie cholérique est *acide*.

Il nous reste à démontrer que cet *acide* est le résultat d'une combinaison des éléments de l'air dans les organes de l'homme.

Ce sera l'objet d'une étude spéciale que nous publierons pour faire suite à cette première partie.

Voici maintenant la médication que nous conseillons contre le **choléra**.

Aux premiers malaises :

Il faut faire USAGE D'UNE EAU PURE SANS *sirop ni su-*
cre, alcalinisée au moyen de 8 grammes de CARBONATE DE MA-
GNÉSIE (**1**) *par litre ; on boira par demi verre, de quart d'heure*
en quart d'heure, jusqu'à disparition des symptômes (**2**).

Les vomissements et les diarrhées les plus opiniâtres cè-
dent en quelques heures à l'action neutralisante et anti-acide
de cette médication.

On associera chaque jour à cette boisson alcaline des
infusions chaudes alternées de feuilles d'oranger et bourrache.

Si, par une cause accidentelle quelconque, les symptômes
persistent, on ajoutera aux potions à la magnésie ci-dessus
des frictions chaudes faites AVEC HUILE D'OLIVE ET CARBO-
NATE DE SOUDE, *insistant pour que ces frictions soient prin-*
cipalement dirigées vers la région du cœur, les poignets et les
tempes.

A partir de ce moment, et pendant toute la durée de

---

(1) On peut encore employer le *sous-carbonate* de magnésie et la *magnésie*
calcinée.

(2) Le carbonate de magnésie n'étant pas soluble, il convient d'agiter le
mélange avant de boire.

l'épidémie, il faut faire usage à table, à chaque repas, et quelquefois dans la journée, de l'eau acalinisée au moyen de 3 grammes de bi-carbonate de soude par litre (1).

En cas d'accidents consécutifs, il convient de faire suivre les complications par un médecin.

Nous conseillons expressémennt de n'adjoindre à cette médication alcaline spécifique, aucune autre substance qui pourrait en masquer ou en neutraliser l'effet.

Enfin, il faut éviter les indigestions avec le plus grand soin. Pendant l'épidémie, on pourra faire usage de pastilles de Vichy pour s'assurer d'une bonne élaboration des aliments ingérés.

Aɪɴsɪ qu'on le voit, il est essentiel de neutraliser de *prime abord* l'intoxication acide du choléra par la magnésie. Ce sel doit être employé de préférence au bi-carbonate de soude, parce qu'étant moins promptement absorbé, il agit dans ce cas d'empoisonnement acide d'une manière plus directe, plus soutenue et surtout plus énergique que la soude.

C'est là, suivant nous, le véritable **antidote** du génie cholérique.

---

(1) Il faut en prendre au moins la moitié dans de l'eau pure; le reste peut être mêlé au vin pour être pris pendant le repas.

Mais après avoir ainsi attaqué le choléra dans sa **cause primordiale**, il convient d'en combattre les effets qui se seraient produits dans le torrent de la circulation, et comme ici la magnésie ne peut pas se porter dans les vaisseaux sanguins avec toute l'avidité qui est nécessaire en pareil cas, nous conseillons alors de lui adjoindre des boissons alcalinisées au moyen de *bi-carbonate de soude* pour réparer, dès ce moment même, les pertes déjà probables de sels sodiques que le sang à subies et de combattre sans retard l'altération naissante de ce fluide.

Nous l'avons dit et nous le répétons, en terminant, **neutraliser la formation acide**, — **alcaliniser le sang**, — telle est en deux mots la médication anti-cholérique véritablement rationnelle.

Lyon, le 20 Août 1867.

L.-G. DELERUE.

Lyon. impr. Storck.